Burn-out, Bore-out et RPS !
et RPS !

Sortir de l'enfer au travail

Olivier Berneout

TABLE DES MATIÈRES

« *Il n'y a qu'une façon d'échouer, c'est d'abandonner avant d'avoir réussi.* »

(Olivier Lockert)

AVANT-PROPOS

Surmenage ou ennui, pénibilité et souffrance... Qu'ils résultent du stress à haute dose ou de la perte d'intérêt pour le travail, les risques psycho-sociaux sont partout en entreprise. Ils guettent chacun de nous et frappent parfois là où l'on ne s'y attend pas.

« Le travail c'est la santé ! ». Mais nous sommes pourtant de plus en plus nombreux à vivre une souffrance « mortelle » au travail. D'aucun dirons que nous avons la chance d'avoir un emploi. Certes. Mais la réalité et le quotidien de certains travailleurs peut s'avérer être un véritable cauchemar.

La tertiarisation des activités humaines a vu naître les « burn-outs[1] », « bullshit jobs[2] » et autres pathologies liées aux jobs à la con. C'est le cas de celles générées par l'ennui au travail. Mais attention ! Si le job de merde est souvent la cause de l'ennui, ennui ne signifie pas nécessairement passivité ou oisiveté. La fin du XXe siècle a inventé le « bore-out[3] ». Car oui, il est possible de souffrir d'un profond ennui en pleine activité. Il semblerait même que 30% des salariés Européens soient dans une situation de souffrance liée à l'ennui[4]. Ceci par manque d'occupation motivante ou perte d'intérêt pour les tâches à réaliser. Car la pénibilité du travail existe bel et bien dans les activités tertiaires, où les salariés sont sacrifiés sur l'hôtel des

---

[1] Mourir de stress
[2] Travail de merde
[3] Mourir d'ennui
[4] Christian Burion, Stéphane Trebucq, *Le bore-out-syndrom*, 2011

tâches inutiles dans des temples de l'inefficience.

Bienvenue dans l'entreprise ! Je vous propose un voyage au cœur des grandes organisations. Les Gaulois avaient peur que le ciel ne leur tombe sur la tête. Aujourd'hui, nous marchons dessus.

Que ce soit dans les administrations ou de grands groupes privés, les structures hiérarchiques dégénèrent. Toujours plus de processus, de paperasse, de couches managériales, pour au final moins de productivité. Les grands groupes ont presque tous abandonné le pragmatisme au profit d'organisations sous optimales, dans lesquelles les salariés sont des pions sans aucun pouvoir sur leur destinée ou le produit de leur travail. Ces sociétés récoltent aujourd'hui les fruits du gigantisme et du n'importe-quoi managérial où le salarié est noyé dans la masse ; dépossédé de sa capacité à exister.

Ingénieur informatique dans un grand groupe industriel durant 8 ans, j'ai très vite réalisé que je ne pourrais m'épanouir dans une telle structure. Cependant, contraint par un marché de l'emploi étriqué et des factures à payer, je m'asseyais lentement sur les rêves en m'accrochant à mes acquis. Ce fût le début de ma descente aux enfers. De « burn-outs » en « bore-outs », de « bullshit jobs » en dépressions, voici les chroniques de ma souffrance (cachée) au travail.

Je suis un passionné d'informatique et de nouvelles technologies. A la fin de mes études, j'aimais tout ce qui communique qui automatise, tout ce qui est beau, rend le travail plus facile et s'affiche sur un écran. Après quelques années d'expériences diverses, j'ai décroché le poste de rêve. J'ai passé plus de 8 ans à faire des logiciels pour un fleuron de l'industrie française. Sur le papier, j'étais heureux. Tout au long de ce livre, je prendrais des exemples vécus durant mes différentes expériences. Ne voyez pas en cela une revanche personnelle ou l'envie de cracher dans la soupe. J'essayerai simplement d'illustrer mes propos en vous faisant part de ma souffrance au travail.

J'ai donc passé 8 ans à corriger des programmes informatiques mal spécifiés, mal réalisés[5], et répondants à des besoins flous et surréalistes. J'ai passé 8 années à travailler dans une organisation embarquée dans une aventure délirante et non maîtrisée. J'ai passé toutes ces années à exercer un métier exigeant et de précision avec des « ressources » affectées à des postes inadaptés et contraintes à des processus d'une lourdeur incommensurable.

Turn-over aidant, j'ai passé mon temps à m'échiner en ayant le nez dans le « caca » des autres, à fouiller du purin à pleines mains 8 heures par jour en évitant de m'y noyer. Je passais mes journées à m'épuiser seul avec des problèmes complexes dans un environnement ou chacun est seul face à ses difficultés. J'ai passé plus de 15000 heures à faire des efforts colossaux pour un job revêtant très peu d'intérêt (dans un contexte qui aurait pourtant dû être source de passion), en apprenant très peu et sans la moindre reconnaissance. Au début de ma carrière j'étais un jeune doué... J'avais tout... Et devinez quoi ? J'ai fini par fondre les plombs !

Dans mon cas, c'est une organisation marchant sur la tête qui a fait de ma vie un enfer. Ancienne entreprise d'état, celle dans laquelle j'ai travaillé était à la louche composée comme suit : 10 managers pour un 1 « ressource » qui travaille. L'organisation appliquant à la lettre le principe de Dilbert[6], c'est bien évidemment 10 incompétents qui pilotaient un spécialiste. Et si possible, 10 incompétents avec des niveaux

---

[5] De même que lorsque j'utiliserais le raccourci « de la merde », ces qualificatifs peuvent paraître subjectifs, mais une étude pourrait les justifier. Car dans les domaines scientifiques, un état de l'art existe et s'impose ; en théorie...
[6] Scott Adams, *Le Principe de Dilbert*, First Editions, 1997

d'incompétences et des domaines d'incompétences si disparates que le simple fait de se mettre d'accord était une gageure. Le défi qu'était de prendre une décision rationnelle tombant sous le sens ne touchait à sa fin qu'au terme de très longs processus d'études internes, de consultations et de centaines de réunions d'incompétents.

Les efforts se concentraient sur des aspects marginaux par rapport aux projets. Tout se fondait sur du vent ; la seule chose que l'on arrivait à produire efficacement. Ainsi, les projets s'étaleraient sur des décennies. Après des années de palabres, de sous-traitance et de turn-over consacrés à réaliser des usines à gaz sur lesquelles personne n'était capable de se mettre clairement d'accord, nous ne maîtrisions plus rien.

Nous perdions le sens des réalités, des besoins et des concepts essentiels que sont l'utilité et la qualité d'un produit. Tout le monde en savait un peu mais n'était capable de rien. La somme des compétences et des savoirs générait le chaos. Les solutions étaient obsolètes bien avant leur mise en service, et le résultat final le fruit d'un imbroglio inutilisable accouché dans une telle douleur qu'il aurait été inimaginable de reconnaître un quelconque échec. Surtout lorsque des milliards sont en jeu. Chacun se tairait donc, évitant de reconnaître collectivement ce que tout le monde pense tout bas : « on fait de la merde ! ». « Oui Monsieur, mais de la merde vendue en monnaie sonnante et trébuchante ».

Dans ce contexte, personne n'ayant tiré l'alarme suffisamment tôt, nous avons trébuché. Nos clients étant de gros états, l'argent coulait à flot, jusqu'au jour où gagner de nouveaux marchés devint plus compliqué et les robinets furent taris. Conjoncture ou fatalité ? La faute aux coûts de production pharaoniques et une non-qualité aux frontières du réel. Que ce soit des produits que nous faisions ou de la qualité de vie au travail. Une chute en entraînant une autre, la qualité et l'ambiance se dégradaient avec les conditions de management et l'accumulation de processus inefficaces. Ma plus grande satisfaction ? Avoir dit STOP. Le jour où j'ai remis ma démission, je me suis sans doute sauvé la vie.

Ce que je garde de toute cela avec du recul ? Avoir passé 8 ans de ma vie à « faire de la merde » sans aucun merci, dans une organisation préhistorique peuplée d'incompétents au hasard de recrutements inadaptés. J'ai passé 8 ans à composer avec des flûtes, des joueurs de pipeau, des imposteurs et des petits chefs sans envergure. J'ai assisté à la zombification de centaines de salariés léthargiques, coincés entre incapacité d'agir, résignation et dépression. Pire ! J'ai vu des dizaines de cadres hyper compétents descendre aux enfers et passer à côté de leur existence. J'ai vu des hommes et des femmes tout perdre, jusqu'à leur envie de vivre. Les plus belles lignes de mon CV sont les tâches d'une souffrance indélébile. Mais j'en suis sorti grandi de l'expérience d'un des plus gros échecs[7] industriels français et acquis une haute idée de ce qu'impliquent réellement les mots « management » et « ressources humaines ».

Pour quoi ce livre ? Ce modeste ouvrage n'est ni une méthode, ni une leçon, mais un témoignage de mon expérience. Il est sans doute aussi un besoin ultime de comprendre et exprimer le mal que je me suis infligé en me forçant au travail et au silence durant ces années. Un mal physique et psychique dont les symptômes (douleurs musculaires, gastrites, angoisses, palpitations, problèmes de concentration, fatigue extrême…) n'avaient d'autres causes que le stress d'un travail à mourir.

Bien que publié tardivement, j'ai écrit ce livre comme un « coming-out » professionnel. Je l'ai écrit égoïstement pour

---

[7] On apprend toujours plus d'un petit échec que d'une grande réussite. 300 Millions de perte annuelle, c'est une belle leçon.

sauver ma peau et trouver la force d'affronter mon avenir.

Enfin, si ce texte pouvait aider ne serait-ce qu'une personne à appréhender son mal-être et lui donner la force de sauver sa peau, son témoignage me rendrait au centuple l'effort consenti pour écrire ces quelques pages. Si, par bonheur, cet ouvrage tombait entre les mains de dirigeants consciencieux, de managers et de responsables des ressources humaines, alors peut-être que la santé au travail fera un jour partie intégrante de la façon dont nous produisons notre confort et nos richesses : en bonne intelligence et dans le respect de notre humanité.

DU TRAITEMENT DES PROBLEMES COMPLEXES

« Science sans conscience n'est que ruine de l'âme... » (Rabelais, XVIIe).

Dans certains domaines, dont l'informatique qui est mon principal « métier », le travail individuel et collectif consiste souvent à résoudre des problèmes et rendre plus simple des opérations fastidieuses. Les tâches, mises bout à bout, sont censées générer de la valeur ajoutée en accouchant de solutions destinées à rendre accessible de l'information, traiter des calculs complexes et des échanges de données volumineux. Ceci à des fins commerciales ou de rationalisation interne de l'entreprise.

Dans une organisation, quelle qu'elle soit, le but premier est de produire de la valeur au travers de produits ou de services. Pour produire cette valeur, le coût de production doit (en général) être inférieur au bénéfice généré. Ce qui implique une organisation rationnelle et un découpage efficient du travail. Dans un système de production simple, l'organisation globale est aisément maîtrisable et compréhensible. Le pouvoir peut donc être centralisé, et chaque maillon de la chaîne de production affecté à des tâches précises, utiles et en cohérence avec les objectifs clairs et des intérêts communs. Mais dans un système de production complexe ou une organisation sans but lucratif (NDA : comme les administrations) nécessitant le déploiement de nombreuses compétences hétérogènes, réparties entre plusieurs points de production, la création de valeur relève souvent de défis bien plus grands.

Supposons que l'organisation simple soit minimaliste et optimale. Dans cette organisation, tout le monde est compétent et à la bonne place avec des tâches bien définies ; que les processus de production sont pleinement efficients, les prix des fournisseurs sont au plus bas et les prix de revente au plus haut ; tous les maillons de la chaîne communiquent bien et la valeur ajoutée du travail est répartie justement entre les acteurs tout en préservant la pérennité de l'activité. Mettez des salariés dans ces conditions et il y a fort à parier que vous obtiendrez des gens heureux dans leur travail et une entreprise en parfaite santé financière et humaine. Mais connaissez-vous une seule entreprise pouvant se targuer d'un fonctionnement idéal et de voir tous ses salariés heureux ? Sans doute existe-t-il quelques petites entreprises « familiales » se rapprochant d'un mode de fonctionnement tel où chacun est heureux de se lever le matin et de récolter les fruits de sa valeur ajoutée. Mais croyez-vous que de grosses organisations, aussi rationnelles et prospères soient-elles aient un fonctionnement optimal au point que tous ses salariés vivent un conte de fée sur leur lieu de travail ? La réponse est non.

Permettez-moi de croire que plus la taille et la complexité d'une organisation augmentent, plus les risques psycho-sociaux s'accroissent. Il n'y a pas d'économies d'échelle concernant les RPS. La complexité engendre du risque, car moins l'activité est rationnelle ou rationalisée, plus le travail est « pénible ».

Si la productivité décroit lorsque la complexité augmente et que la pénibilité du travail croit lorsque le rationalisme diminue, il est possible d'affirmer que la complexité et le manque de rationalisme sont les poisons de l'entreprise. Pire, tous les facteurs aggravants la complexité ou réduisant le rationalisme multiplient les risques de perte totale de maîtrise des coûts, des délais et des hommes.

Passons rapidement en revue quelques facteurs de la complexité d'une organisation et leurs pendants permettant de rationaliser les activités ; puis mettons-les en balance avec quelques critères de qualité de l'environnement de travail.

LES FACTEURS DE COMPLEXITÉ :

- Nombre de produits ou services

- Nombre de compétences requises pour produire l'activité

- Nombre de salariés

- Nombre de clients et de besoins différents

- Nombre de fournisseurs

- Nombre de sites de production

LES FACTEURS DE RATIONALISME :

- De bons recrutements

- Des fonctionnements et processus simples et clairs

- Des circuits d'échanges courts

- Des responsabilités clairement définies

- Des tâches directement « nécessaires » et « utiles » au

fonctionnement de l'entreprise

- Des découpages en domaines et tâches identifiées et maîtrisées

LES FACTEURS ENVIRONNEMENTAUX :

- Un espace de travail ergonomique et dédié

- Des outils efficaces et adaptés

- Des échanges faciles

- De la confiance reconnaissante

- Des temps de travail en adéquation avec une vie personnelle

- Des commodités (stationnement, secrétariat, comité d'entreprise, cafétéria…)

Indépendamment de l'environnement des salariés qui est directement liée à leur qualité de vie au travail, toutes les conséquences de la complexité ou de l'absence de pragmatisme dans une organisation sont quasi mathématiques. Ajoutez de la complexité ou rognez sur le rationalisme dans une entreprise et vous allez générer toutes sortes de dérives :

- **Mettez trop de monde pour produire** et vous allez générer du bruit. Les équipes vont se parasiter, il y aura nécessairement des surcoûts de non qualité et de la casse chez vos salariés.

- **Diversifiez trop l'activité** et vous n'aurez pas suffisamment de spécialistes. Vous serez obligé de multiplier les processus et perdre la maîtrise de vos activités.

- **Séparez physiquement vos équipes** de production et les différentes interfaces internes et vous obtiendrez des circuits longs, des attentes interminables, des mois de discussions pour décider des actions prioritaires.

- **Mettez les mauvais profils aux mauvais postes** et vous aurez des salariés improductifs et des résultats approximatifs.

- **Polluez vos équipes de production** avec des processus rigides afin que vos managers soient occupés à constater les travaux finis au travers d'indicateurs douteux et vous essoufflerez le moteur de votre activité : vos ressources « actives ».

DÉMONSTRATION

Soit FCx un facteur de complexité, FRx un facteur de rationalisme et ENVx un facteur de qualité d'environnement...

Si

COMPLEXITE = FC1 x FC2 x FC3...

Et

RATIONALISME = FR1 x FCR x FR3...

Et

ENVIRONNEMENT = ENV1 x ENV2 x ENV3...

Alors

PRODUCTIVITE = COMPLEXITE / (RATIONALISME x ENVIRONNEMENT)

Et

RPS[8] = COMPLEXITE / (RATIONALISME x ENVIRONNEMENT)

Vous voyez où je veux en venir ? Mon idée pourrait sembler pas si idiote que ça... et même persuader une hiérarchie qu'une telle démarche peut aider à résoudre certains problèmes. Mais oubliez cette tentative d'indicateurs et de calculs, je suis en de tomber dans une dérive héritée de mes anciens « bullshit jobs ». Il est possible de tout faire dire aux

---

[8] Risques Psycho-Sociaux

chiffres. C'est comme cela que les entreprises se persuadent à coup d'indicateurs fumeux de la qualité de leurs produits, de la performance de leurs plans de redressements ou croient prévenir efficacement les risques psycho-sociaux : par l'absurde !

Cumulez simplement dans une organisation toute la complexité possible en négligeant le rationalisme. Mettez vos salariés dans un environnement de travail hostile et faites de la science sans humanisme. Faites compliqué sans pragmatisme, réduisez vos marges par inefficience en faisant « payer » vos salariés et vous aurez... au mieux des dépressions, au pire : des suicides.

C'est pourquoi je suis convaincu que le « do it simple[9] » et que l'humain[10] doivent rester au centre des organisations. Dans un monde où le salarié idéal est un technicien spécialisé corvéable à merci, on sous-estime trop souvent les qualités humaines et le pragmatisme de certains employés. Porteurs de solutions qu'ils ne peuvent exprimer dans des contextes à l'inertie chaotique, ils font partie de ceux qui souffrent le plus au travail. Il faut penser l'entreprise autrement. Résoudre des problèmes complexes demande paradoxalement la plus grande synthèse. A ce titre, j'ai toujours eu en tête le vieux slogan d'une entreprise de la région PACA : *« Que tout paraisse facile, c'est une question d'organisation »*. Je ne peux dire mieux pour conclure ce chapitre.

---

[9] Faire simple
[10] Les qualités humaines, le bien-être et le savoir vivre.

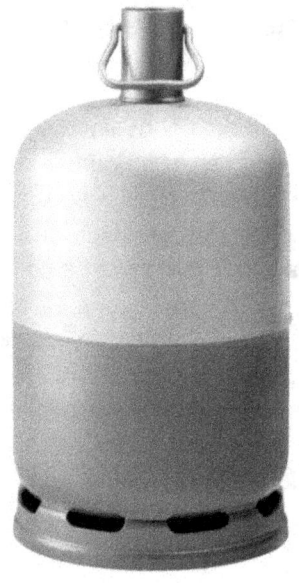

GRANDES ENTREPRISES ET ADMINISTRATIONS : COMME UNE ODEUR DE GAZ

Nous venons de le voir, une entreprise est une machine à consommer l'énergie des hommes. En tant que salarié (et j'entends par cela que vous soyez simple employé, ingénieur ou même cadre supérieur), vous êtes le moteur. On vous use et vous entretient juste assez pour ne pas que vous explosiez. Et ce n'est certainement pas vous qui conduisez la grosse berline ou la voiture de sport. Non. Vous, vous êtes sous le capot, les mains dans le cambouis.

Le salarié accepte donc l'injustice de produire plus pour ceux qui produisent moins et de gagner moins pour ceux qui gagnent plus... Tout ceci dans un système, nous allons le voir, qui est à des années-lumière de la façon dont vous le géreriez s'il s'agissait de votre propre business.

Pourquoi les grandes entreprises et les administrations adoptent-elles un état gazeux ? La loi de Parkinson[11] pose que

---

[11] Principe énoncé par Cyril Northcote Parkinson dans un article publié le 19 novembre 1955 dans la revue The Economist et repris ensuite avec neuf autres articles du même auteur dans un ouvrage intitulé Parkinson's Law And Other Studies In Administration (1957).

tout travail au sein d'une administration ou d'une entreprise augmente jusqu'à occuper entièrement le temps qui lui est affecté. Elle concerne en particulier la multiplication inéluctable des fonctionnaires et du personnel dans les grandes entreprises. La loi de Parkinson s'illustre par les lois physiques des gaz appliquées au monde du travail. La loi physique énonce qu'un gaz est expansible et qu'il n'a pas de volume propre : *"Un gaz s'étend jusqu'à occuper tout le volume qui lui est imparti"*. Transposée à l'entreprise : *"Un travail s'étend jusqu'à occuper tout le temps qui lui est imparti"*.

Le hic c'est que ces organisations génèrent de nombreux problèmes, et que le gaz, ça explose. Dans ce modèle, chacun tente de faire illusion en en faisant le moins possible, pour remplir l'espace-temps et « cramer » le budget. Optimisation des coûts, pragmatisme, bon sens, efficacité, valorisation du travail… ces notions échappent totalement au contrôle des grandes entités de production.

Vous comprenez maintenant pourquoi bon nombre d'entreprises ne sont pas compétitives à l'international et nos administrations dépensent leurs budgets avec avidité ? Avec des salariés non impliqués, sans récompenses admissibles ou possibilités de se réaliser, l'homme est capable de produire avec des défauts et un coût de 10€ ce qui pourrait l'être sans défaut avec 1€. Et hors de toute considération mondialiste ou monétaire, la France est un exemple parfait avec son industrie (automobile, défense, administration…). Trop souvent, un gros budget rime avec masse salariale énorme et complexité de fonctionnement. Cela engendre de fait une quantité astronomique de « non qualité » et des coûts exorbitants. Car plus l'on donne de temps et d'argent et affecte de ressources pour la réalisation d'une tâche ou d'un projet, moins l'entreprise et ses individus se concentrent à la réalisation efficace de leurs objectifs. On s'écartera alors des solutions optimales, même pour résoudre les problèmes les plus simples.

J'ai moi-même longtemps travaillé sur de très gros projets. Que ce soit pour des administrations, des assurances, la banque ou l'industrie de la défense, j'ai toujours réalisé le même constat : lorsque tout le monde s'en mêle, tout s'emmêle. Lorsque l'on donne trop temps et que l'on mobilise trop de « ressources[12] » parasites pour décrire le besoin, penser, spécifier et concevoir, on créée des usines à gaz pour donner naissance à des plats de spaghettis[13]. Autrement dit : on crée des produits inefficaces, obsolètes à leur sortie, pleins de défauts, sans avenir et qui ne répondent pas aux besoins réels. La faute à qui ? Des équipes techniques ou des managers ? La faute à de mauvais choix, des délais à rallonge, de mauvais recrutements, l'abus de sous-traitance… Même si l'on essayera de faire croire le contraire, c'est toujours la faute des « responsables », mais c'est vous qui trimez pour coller des rustines sur une embarcation submergée. J'ai vu cela se produire dans presque toutes les entreprises où je suis passé. Pour des produits finis bons pour la poubelle, et dont les résultats tiennent plus du miracle politique (et diplomatique) que de la réalité d'un savoir-faire validé par la qualité du produit fini. Une partie de notre industrie est sous perfusion et n'aurait aucune place dans une économie de marché si les acteurs de ce marché misaient leur propre argent. Dans les administrations et les grandes entreprises, les acteurs économiques sont politiques et l'argent est le vôtre.

---

[12] Je déteste ce mot : « ressources » humaines. Il est un trop grossier raccourci de ceux qui sont les acteurs du succès de leur entreprise. « Mettre plus de ressources » est une aberration courante chez les managers impuissants en quête de solutions. « Mettre des baffes » devrait être celle de leur patron. Oui, le monde de l'entreprise est plein de métaphores…

[13] Le plat de spaghettis est un *Design Pattern* (modèle de conception) courant en informatique : un savant mélange d'inepties, non maintenable et totalement inutilisable, engendrant des surcoûts considérables pour le prestataire (retards, pénalités…) comme pour le client (inadaptation, non qualité…). Un modèle perdant/perdant comme on sait les faire.

Pour prendre l'exemple de ma modeste carrière de salarié, j'ai souvent travaillé sur des projets bancals, avec des incompétents s'échinant à appliquer des pansements sur des jambes de bois. Oui, je distingue les fainéants et les incompétents. Il existe des incompétents qui triment et des génies qui sont des fumistes (NDA : je me suis d'ailleurs toujours appliqué la loi du juste milieu avec une règle : le pragmatisme). Je ne pourrais détailler ici le nombre d'aberrations, de décisions dénuées de bon sens, d'efforts mal placés et de managers incompétents qu'il m'a été donné de voir. Pourtant, j'en ai été témoin sur des projets qui étaient destinés à autre chose que des usines de bonbons, si vous voyez ce que je veux dire... Bref ! Que ce soit pour nous-mêmes ou pour les plus gros clients étrangers qui puissent exister : pas de différence, c'est généralement « merde in France ».

Rassurons-nous ou plutôt alarmons-nous ; on peut tromper 10 clients une fois, mais pas 10 fois le même. Il existe bien entendu des exceptions et de belles réussites françaises. Parfois même, l'ouvrage dans sa globalité est tellement complexe et rassemble tellement de compétences qu'il est un succès dans l'ensemble. Mais c'est souvent au prix d'accouchements dans la douleur et de coûts exorbitants. Autrement dit pour le reste : certains de nos partenaires commerciaux se passeront certainement de la France dans les années à venir sur un plan industriel.

Dans mon domaine qu'est l'informatique, les exemples d'inepties seraient nombreux, et il faudrait un ouvrage entier pour détailler les bêtises que j'ai pu observer. Je vous vois venir, vous pensez que c'est culturel. Pas seulement.

Bien sûr, en France, nous aimons faire « compliqué ». Il n'y a qu'à voir nos lois, nos administrations, notre feuille d'impôts… Non ! L'inefficacité de groupe est naturelle. Mais gardez en tête qu'elle reste de la responsabilité des dirigeants ; le problème des chefs, quels qu'ils soient.

Voilà pourquoi le salariat est si frustrant : il fait partie d'un système qui ne reconnaît pas la compétence à sa juste valeur puisque qu'il est fortement déficient. Alors que de l'argent circule (parfois beaucoup), les efforts se perdent par évaporation en coûts de fonctionnement dans des organisations qui manquent cruellement de pragmatisme et souvent pilotées par des capitaines de pédalos.

Les problèmes économiques et sociaux viennent en partie du manque d'efficacité collective. La simplicité et le pragmatisme évoqués dans le chapitre précédent font trop souvent absence du débat public et du monde de l'entreprise. Ce qui donne les dérives que nous connaissons : difficulté d'entreprendre, lourdes charges, coûts de fonctionnement, manque de flexibilité, faibles marges… et travailleurs pauvres !

Dans ce contexte, toute initiative est un risque pour l'entrepreneur. Dans l'inertie de la complexité administrative et de sa propre organisation, un entrepreneur manque parfois cruellement de flexibilité et donc de réactivité, pourtant essentielle pour s'adapter aux mutations des marchés, à l'évolution technique et à la concurrence féroce venue de l'étranger. Simplicité et flexibilité engendrent réactivité et performance. Pourquoi faisons-nous donc si compliqué lorsque l'on a tout à y perdre ?

Notre économie est devenue un plat de spaghettis dont les salariés font une indigestion.

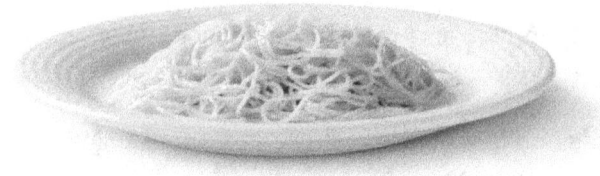

LES « BULLSHIT JOBS » SONT-ILS UNE FATALITE ?

Que va-t-on faire des générations Facebook[14] ? Pour lutter contre le chômage, la récession économique et améliorer les conditions de travail, l'état a un rôle crucial à jouer afin de simplifier son fonctionnement et donner à ses jeunes l'envie[15] d'entreprendre. Ce n'est plus une blague, il y a urgence ! J'entends par là que l'état devrait couper drastiquement ses coûts de fonctionnement pour réduire la charge qui pèsent sur les entreprises, mais également inculquer une attitude conquérante et de réussite à ses jeunes. Apprendre à entreprendre devrait-il être l'apanage des grandes écoles ou des expatriés ? Non, car c'est avec les jeunes que tout se jouera dans les décennies à venir.

Pourtant, je vais vous donner deux exemples qui sont pour moi des aberrations du système éducatif français et la preuve que l'éducation met les jeunes en marge de toute réalité économique et en situation d'échec.

J'ai effectué toute la durée de mes études post-bac en alternance. Encore rarement répandue dans les études supérieures au début des années 2000, ce parcours m'a été

---

[14] Peut être remplacé par « Candy Crush », « Clash of clans », « 24 heures chrono », « génération Y »…
[15] Notez que je n'ai pas parlé de moyens, mais d'envie. Entreprendre est culturel, soit être inculqué et rendu possible par un contexte favorable.

très bénéfique et je me félicite de la multiplication des cursus offrant cette possibilité. Il garantit à l'étudiant-salarié un apprentissage équilibrant théorie et pratique et de s'insérer peu à peu dans une réalité économique et dans la vie d'une entreprise. Cette formule permet également de « tester » et affirmer ses souhaits de carrière, tout en bénéficiant d'un revenu puisque l'étudiant est aussi utile à l'entreprise. C'est un système qui, s'il est correctement mis en œuvre, est 100% gagnant/gagnant.

Où je veux en venir ? La formation en alternance est normalement destinée à produire des employés qualifiés opérationnels, compétents et expérimentés. La formation supérieure est destinée à former les cadres et dirigeants, voire les entrepreneurs de demain... Et bien savez-vous quelle formation sur le monde de l'entreprise ma promotion a reçue à la fin du cursus d'Ingénieur ? Devinez quels furent les seul moments dédiés à la carrière, à l'entreprise, à l'insertion professionnelle ou à l'entreprenariat dans tout mon parcours éducatif ? Une présentation d'une heure sur les concours d'Ingénieurs (cadre A) de la fonction publique... Dois-je ajouter quoi que ce soit pour vous exprimer mon atterrement ? Est-ce ça 'ambition que nous souhaitons insuffler à nos jeunes ?

Mon diplôme assuré en poche, je puis vous dire que j'ai manifesté véhément ce jour-là le ridicule de présenter pour seules perspectives à une jeunesse qualifiée et pleine d'envie, la nécessité de trouver un emploi et donc la plus déplorable des options. L'option qui gangrène notre pays et annihile tout esprit d'entreprise. On nous coupait l'herbe sous le pied, à nous : les jeunes. J'ai quitté la salle, pour ne plus jamais remettre les pieds dans l'institution qui a fait pourtant une grande partie de mon éducation.

Contre ce genre d'inepties, « indignez-vous[16] ! ».

Je prends maintenant un exemple que je connais plutôt bien : les thèses de Doctorat. Nous sommes dans un pays qui finance à grand coup de millions de la « bullshitisation » de masse. J'ai eu entre les mains des dizaines de thèses dans mon domaine (attention terme pompeux) : les *Sciences de l'Information et de la Communication*. Et je puis vous dire que si ne serait-ce l'une d'entre elle avait une application ou un rapport direct avec une réalité économique dans le choix de son sujet, mon effarement ne serait pas si grand. Nous formons et créons chaque année des centaines de *Docteurs* (en général dans des domaines écartés des sciences pures), qui n'ont aucune expérience professionnelle, et sont au final propulsés sur le marché du travail avec pour seul bagage un « bullshitage » de connaissances sur des sujets abstraits et un parfait isolement vis-à-vis de l'économie et du monde du travail en général. Quelle aubaine... pour Pôle Emploi !

Au mieux, la plupart des Doctorants se voient proposer des piges à la fac et donnent quelques cours, afin de faire profiter pleinement les étudiants de leur « savoir » auto-proclamé. Quel gâchis pour ces jeunes, à qui l'on promettait d'être les élites de demain. « Wake up ! This way has no future ». Même si une certaine forme de connaissance peut amener du progrès dans de nombreux domaines, ce genre de comportements crée du bruit et de l'inefficacité. Et les profils « thésards » ont naturellement des difficultés à percer dans de nombreux domaines du privé.

Vous allez me trouver Candide, mais je pense que la plupart des thèses de Doctorat devraient être attribués sur

---

[16] Je reprends volontairement la formule « indignez-vous », le titre du livre de feu Stéphane ESSEL, sorti en 2010. L'indignation est le mot exact, et le sentiment que j'ai trop souvent ressenti en étant confronté au monde éducatif et professionnel.

sélection stricte et des critères d'utilité, répondant à des demandes issues d'instituts de recherche ou du monde de l'entreprise, quitte à être financées en intégralité par les demandeurs. Et non pas pour préserver des pôles de recherche, trafiquer les chiffres du chômage ou occuper des professeurs.

La « bullshitisation » de la société créée des générations gâchées. L'utilité de ses actes appartient à chacun. Mais les décideurs, pouvoirs publics ou dirigeants de grandes entreprises y ont de grandes responsabilités.

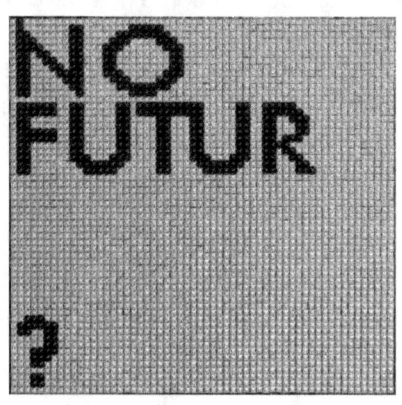

Compte tenu de l'inertie de la tertiarisation de nos sociétés, et du poids du fonctionnement[17] de notre démocratie, nous pourrions être tentés de dire que les « bullshit jobs » sont une fatalité et qu'ils tendront inexorablement à se multiplier. C'est pourtant impossible ; car si plus personne ne produit, que mangerons nous demain ? Et bien comme aujourd'hui : du poison industriel, que nous aurons de plus en plus de mal à répartir à l'échelle de la planète. Ce n'est pas une prédiction, mais une interpolation de la réalité actuelle qui attend certainement les générations futures. Souhaitons-nous

---

[17] Chiffres sur les coûts de fonctionnement de l'état

réellement perdre notre indépendance alimentaire au profit d'une dépendance au chaos que génère la tertiarisation à outrance et de la « bullshitisation » de nos sociétés ?

S'y résigner, ce serait accepter collectivement un déterminisme fataliste là où la conscience et l'action collective pourraient sans doute encore générer du progrès économique et social.

Tout n'est donc pas perdu. Le retour à des modèles de production et de consommation simples peut apporter des réponses, mais pas seulement. Bien qu'il existe bel et bien un « syndrome de la chambre d'hôte », il n'est pas toujours nécessaire de tout plaquer ou de se marginaliser en partant élever des chèvres dans le Larzac pour vivre heureux dans nos sociétés. Cependant, les gens ont besoin de « sens ». La réalisation de soi[18] et l'épanouissement font partie intégrante de la notion de bonheur.

Elle est loin la lutte des classes, et les deux chapitres qui suivent n'ont pas pour but d'opposer le salariat au patronat. L'un est destiné aux salariés et pour but de permettre de redonner du sens à une existence laborieuse en prenant conscience de la réalité du marché et de ses opportunités. L'autre partie, destinée aux cadres et dirigeants, sera consacrée à explorer les pistes possibles pour prévenir et endiguer les risques psycho-sociaux en entreprise.

Aux salariés, je propose deux options concrètes et sans doute complémentaires pour se reconstruire. Ces deux options passent toutes deux par une étape : sortir du silence. Aux employeurs, dirigeants, responsables de ressources humaines, j'invite à la réflexion sur la façon d'organiser et concevoir le

---

[18] Je vous épargne ici le schéma de la Pyramide de Maslow que vous connaissez depuis que vous ne tétez plus votre mère, et qui se trouve en page suivante.

travail collectif et la production de valeur. Quel que soit votre profil et la raison pour laquelle vous avez ce livre entre les mains, j'espère que vous y trouverez des pistes pour améliorer les conditions de votre vie personnelle ou de réussite de votre organisation.

SORTIR DE L' « ENFER » DU SALARIAT

CREVER L'ABCÈS

Je n'irais pas par quatre chemins : si vous vivez trop de stress ou de souffrance au travail, si son impact se fait de plus en plus présent sur le plan physique et mental, alors il FAUT que vous creviez l'abcès. Vous devriez tirer la sonnette d'alarme auprès de votre manager, de votre CHSCT[19] et de la médecine du travail. Je sais : on veut tous se montrer sous son meilleur jour au travail, on a peur du jugement, et dans une société acclamant la performance, il y a des choses paraissant inavouables. Ce sont des barrières que nous nous mettons nous même.

Dites-vous bien que si vous êtes dans une telle situation, ce n'est pas vous qui avez faillis. Il n'y a rien de honteux, quelles qu'en soient les causes. Vous marinez à un poste difficile depuis des années sans augmentation ? Le travail est pénible, les processus toujours plus lourds ? Votre charge de travail a augmentée à tel point que vous soignez un ulcère ? Vous vous ennuyez à réaliser des taches aliénantes alors que

---

[19] Le comité d'hygiène, de sécurité et des conditions de travail, responsable de la santé et de la sécurité au travail.

vous êtes très qualifié ? Vous vous rongez du matin au soir et ceci dès la sonnerie de votre réveil ?

STOOOOOOOOOPPPP ! Oui, c'est le moment de dire STOP ! C'est le moment de prendre votre courage à deux mains et de faire, comme je l'ai fait, votre « coming-out » professionnel et de l'assumer en grandes pompes. Vous êtes en « Burn-out », « dépression » ou « Bore-out », des pathologies de mieux en mieux reconnues et pour lesquelles les campagnes de sensibilisation se multiplient. Il sera peut-être un temps des remises en question internes ou de trouver des solutions en externes, mais la priorité est de vous guérir.

Votre usure actuelle vous empêche de réfléchir, de produire. Votre cerveau « freeze[20] » à ruminer votre mal-être. Même en faisant tous les efforts du monde, vous ne seriez pas en capacité d'être productif. Vous êtes malade, usé. La psychasthénie[21] est un terme qui se multiplie sur les ordonnances médicales ces dernières années. Ce n'est pas pour rien… Et au-delà de la souffrance psychique, ces troubles liés au travail réveillent des symptômes physiques qui peuvent s'avérer graves. Vous murer dans le silence et vous obstiner à vous rendre au travail va faire « bouillir la cocotte[22] » au point de tomber dans une dépression. Une dépression telle que le suicide va devenir une option envisageable. Jusqu'à ce que la mort ne devienne la seule option à vos yeux. Alors, je vous en prie, affrontez la réalité et sortez de votre silence. Vous obtiendrez croyez-moi une aide précieuse et verrez que bien d'autres chemins s'offrent à vous. Vous êtes pour l'instant trop aveuglé pour les voir. Vous êtes en état tel d'inconscience

---

[20] Gèle, comme un ordinateur se bloque, plante, bug.
[21] Asthénie (usure) psychique
[22] C'est littéralement ce que je recensais dans mon mal-être au travail : j'avais le cerveau en fusion de rancœur et autres ruminations

inconsciente[23] de tout le bonheur qu'il vous reste à vivre. Et quand bien même vous en seriez conscient, votre état ne vous permet pas de vous en réjouir ou de trouver la force de faire un pas. Laissez-vous aider. Vous n'avez qu'à parler... ce qui n'a jamais tué personne. Le silence, si.

L'INDÉPENDANCE À PORTÉE DE MAIN

Le salariat est une solution de facilité, mais pas la forme de travail la plus épanouissante qui soit. Les américains appellent cela être « self employed » : devenir indépendant n'est pas plus compliqué que trouver des clients et devenir son propre patron. Si je l'ai fait, vous pouvez le faire aussi ! Y avez-vous songé ? La plupart des gens ne s'en sent pas capable ou n'y pense même pas.

LE SALARIAT OU LA PERTE DE L'ÉLAN VITAL

Nous ne sommes pas tous pareils, au-delà de ne pas être tous tout à fait égaux concernant nos « chances » dans la vie. Mais si comme moi avez apprécié « Into the wild » ou avez vibré à la fin du film « L'auberge espagnole », lorsque le personnage de Romain Duris, confronté à un avenir de bureau médiocre et des collègues amorphes prend littéralement la fuite, alors vous voyez très bien à quoi je fais allusion. Les grosses entreprises ou administrations font la mort à petit feu de leurs salariés : une euthanasie de la réalisation de soi. Accepter son sort est un suicide ; intellectuel, social et financier. S'en rendre compte est un pas, pour que vous franchissiez un jour le second.

---

[23] Première phase du processus d'apprentissage : l'incompétence inconsciente (j'ignore tout ce que j'ignore encore...).

Comme je l'ai déjà évoqué, j'ai eu l'occasion de parcourir quelques kilomètres de couloirs dans plusieurs grosses « boîtes », de 500 à plusieurs dizaines de milliers de salariés. Avez-vous remarqué l'absence de vitalité dans ces usines à dépressifs ? Il m'est arrivé, tous les jours, de saluer haut et fort, avec un sourire sincère, des têtes tombantes et des yeux vides, empaquetés dans des tenues fadasses, sans ne jamais recevoir de « bonjour » en retour. Comme si le temps s'écoulait pour eux inexorablement dans une attente funèbre ; comme si les autres, la vie et leur existence n'avaient aucun sens. Mais quelle tristesse ! Je vous l'ai dit en introduction de cette partie, nous ne sommes pas tous des battants. Nous ne sommes pas tous des intellectuels, résistants, fougueux, débordant d'idées et ambitieux. Mais de là à la léthargie, il y a un monde. Et à moins que nos grosses entreprises aient été frappées par le premier virus zombie, je tends à accuser des disfonctionnements sévères dans notre façon de concevoir l'entreprise, et dans un sens plus large la communauté qu'est notre nation.

Je suis quelqu'un de sociable, mais aussi curieux des gens. J'ai souvent partagé des idées avec mes collègues et discuté de la vie. Qui n'a pas autour de lui quelqu'un de marié trop tôt, n'ayant jamais voyagé, vécu très peu de relations, avec 3 enfants, un chien, n'ayant que son job comme activité sociale, ayant peur de le perdre, venant de racheter son crédit et ayant du mal à boucler ses fins de mois pour payer son triste logement dans lequel il a de grandes chances de finir ses jours ? Il m'est même arrivé de me demander si après tout, ça n'était pas ça le bonheur : être à la merci de son patron, s'enchaîner à une femme qui ne vous aime pas, à sa terre, vivre en Hermite dans sa banlieue avec l'angoisse de manquer un jour d'argent pour payer ses factures. Pour l'état, ce profil est celui de la fidèle et parfaite vache à lait (si l'on exclut le coût de productivité de son de son coma permanent, de son divorce, et de ses dépressions).

On ne fait pas d'omelettes sans casser des œufs diront en privé des politiques observateurs en taisant la « souffrance » engendrée par des générations de fumistes avant eux. Mais si comme moi vous pensez le contraire, et que vous méritez mieux, sachez que nous ne changerons pas de sitôt les règles. Mais nous pouvons tenter de faire une belle partie avec les cartes qui nous sont distribuées dans un jeu où l'on a qu'une seule vie... et pas grand-chose à perdre, tout compte fait.

Être salarié, c'est renoncer à la liberté. Vous n'êtes pas maîtres de votre temps, ni de vos actions : vous perdez la maîtrise de votre destin.

Une entreprise se positionne en général sur un marché plus ou moins identifiable. En tant que salarié, vous êtes payé à accomplir une fonction. Cette fonction peut être soit très spécialisée dans le secteur d'activité de cette dernière, soit un rôle de « fonctionnement ». C'est le cas par exemple des comptables, secrétaires, manutentionnaires, informaticiens, commerciaux etc. Si vous occupez un poste de « fonctionnement », vous pourriez vous considérer interchangeable, et donc en situation précaire. Sachez que c'est faux ! Vous avez la capacité de vous adapter à beaucoup d'entreprises et pouvez donc claquer la porte avec la certitude de retrouver du travail si vous le deviez un jour. Si en plus vous avez une spécialité, ne tenez-vous pas là de quoi faire monter les enchères ou gagner votre indépendance et une certaine liberté ?

POURQUOI BÂTIR LE RÊVE D'UN AUTRE ?

Le salariat est la mise à disposition de son temps et de sa force de travail au service d'un employeur, en échange d'une rémunération. Mises en perspective, l'action d'un salarié et l'action collective d'une entreprise servent à bâtir le rêve et les projets d'un autre. Dans la gestion de votre carrière professionnelle, vous devriez considérer que vendre son temps dans un cadre salarial pour une rémunération plafonnée n'est pas le meilleur « business model » qui existe. En effet, peu importe les résultats de l'entreprise, vous ne récolterez jamais que des miettes en cas de réussite ; si toutefois on vous accorde une part du gâteau (primes, avantages, participation etc.).

Pourquoi bâtir le rêve d'un autre ? N'avez-vous pas vous-même des rêves ? Allez-vous renoncer dès à présent à tenter d'exister réellement et d'accomplir ce qui vous ferait vraiment plaisir ? Votre rêve n'est peut-être pas précis ou n'a simplement pas encore pris forme dans votre esprit. Peut-être ne nourrissez-vous pas d'ambitions personnelles. Mais est-ce très ambitieux de refuser de souffrir de son travail pendant plus de 40 ans ? Est-t-il ambitieux de vouloir prendre plaisir à ce que l'on fait, de récolter les fruits de ses efforts et de tendre à réussir sa vie ? Vous y avez droit !

Votre situation peut vous paraître parfois inextricable, sans issue, même désespérée. Nous avons tous des factures à payer, et des frais fixes qui ne cessent de croître, bien plus que les rémunérations. Mais le travail salarié n'est pas une solution. Puisque nous ne travaillons pas pour profiter de la vie, capitaliser et assurer notre avenir, mais pour honorer nos dettes et combler nos besoins grandissants.

Le salariat est donc une double peine. Il nous enchaîne à

réaliser les rêves des autres. Parfois, un poste à responsabilités vous donne l'illusion d'une certaine liberté financière ou d'action. Mais en définitive, vous êtes simplement libre d'effectuer les tâches qui vous sont confiées (et donc imposées). Travail que vous effectuez pour une récompense plafonnée (cf. votre grille de rémunérations). Rester salarié revient donc à accepter de rester « pauvre » et « enchaîné ». Enfin, si l'on, considère la formule *Temps + Energie = Projets*, le salariat vous empêche de réaliser vous-même vos propres rêves puisqu'il absorbe ces deux ressources vitales.

Le salariat n'est donc une bonne opération que si vous estimez que le temps et l'énergie consacrée valent réellement les avantages et la qualité de vie qu'il vous procure.

UNE ILLUSOIRE SÉCURITÉ

Mutuelle, CE, tickets restos, épargne salariale, congés payés, assurance chômage...

Rester salarié pour conserver ces « avantages », c'est accepter l'esclavage moderne et de vivre dans la médiocrité avec les miettes que l'on veut bien vous céder. Mais pourquoi se satisfaire d'en bénéficier puisque c'est votre travail qui génère l'argent permettant de financer tout cela ? Si vous vous en contentez, c'est que vous estimez que votre travail ne vaut pas tout ceci et que c'est donc pour vous un deal convenable. Mais avez-vous seulement une idée de la valeur réelle de votre travail ?

En effet, ce que vous appelez « avantages », « confort » ou encore « sécurité », se paye un peu comme une mutuelle. Et le prix à payer pour toutes ces illusions est considérable.

En fait, vous acceptez de mettre en commun vos efforts avec d'autres ratés[24] salariés pour vous « assurer » une vie moyenne. Mais à quel prix ?!

Pourquoi accepter ce marché si vous êtes compétent, débrouillard, savez communiquer, avez des idées et que le travail ne vous fait pas peur ? Vous faites bien votre travail et êtes reconnu dans votre job ? En fait, vous acceptez de « transpirer » pour un grand nombre qui vous tire vers le fond, pendant que vous leur permettez de rester au sec sans forcer en grimpant sur votre dos. En entreprise, vous croiserez bien plus d'observateurs, d'inactifs et de nuisibles que de gens efficaces, pragmatiques et qui bossent réellement. Et le plus souvent, les empêcheurs de tourner en rond accèdent à des postes de management, et grimpent dans la hiérarchie ; pendant que vous restez à trimer et prendre l'eau sans pouvoir un jour faire imposer votre vision ni vos idées.

Selon le principe de Dilbert[25], « *Les gens les moins compétents sont systématiquement affectés aux postes où ils risquent de causer le moins de dégâts: ceux de managers.* ». Bon nombre de ces « parasites », suceurs de moelle créative et du capital de votre entreprise accèderont pourtant aux revenus les plus élevés.

Selon le principe de Peter[26], « *Chaque individu à tendance à s'élever à son seuil d'incompétence* ». « *Avec le temps, tout poste sera occupé par un employé incapable d'en assumer la*

---

[24] Oui, nous allons voir dans cet ouvrage que vous côtoyez chaque jour quelques « ratés » et pourquoi être salarié sous certaines conditions est le meilleur moyen de rater sa vie… ne vous en offusquez pas.

[25] Scott Adams, Le Principe de Dilbert, First Editions, 1997

[26] Le « syndrome de la promotion Focus », est une loi empirique relative aux organisations hiérarchiques décrite par Laurence J. Peter et Raymond Hull dans Le principe de Peter (1970).

responsabilité. ». Il y a donc de fortes chances pour que votre « chef » soit (si ce n'est un parfait imposteur) bien moins compétent que vous, toutes proportions de comparaison gardées. Il brasse souvent beaucoup de vent, sert de boîte aux lettres et vous fait perdre du temps à vous demander des comptes et autres indicateurs, tout en perdant le siens à essayer de se couvrir en cas d'échec plutôt qu'à travailler pour réussir et mener à bien ses projets. Ce mec là gagne pourtant bien plus que vous et son attitude vous promet un ulcère[27]. Est-ce réellement acceptable alors que vous disposez de 90% du savoir et du savoir-faire ? NON !

Posez-vous ces questions dès à présent dans le contexte de votre entreprise : qui détient le savoir-faire ? Qui sait ce qu'il faudrait faire ? Qui sait sur quoi l'entreprise devrait se concentrer ? Qui sait où devrait partir le budget ? Si la réponse est « moi » (vous), alors vous avez tout à perdre en restant salarié. Et nous verrons plus tard dans cet ouvrage comment il va vous être possible de gagner votre indépendance et bien plus d'avantages que vos maigres acquis. Car vous ne changerez pas un système qui suit un modèle régi par sa masse critique, les 35h et l'inertie des congés payés[28].

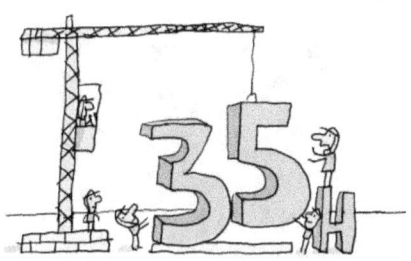

---

[27] Gastrite, Burn-out ou dépression sont également courants.
[28] Qui ne sont rien de plus des héritages du congé dominical et de la « Poule au pot » : des aumônes de santé publique pour les masses laborieuses.

Olivier Berneout

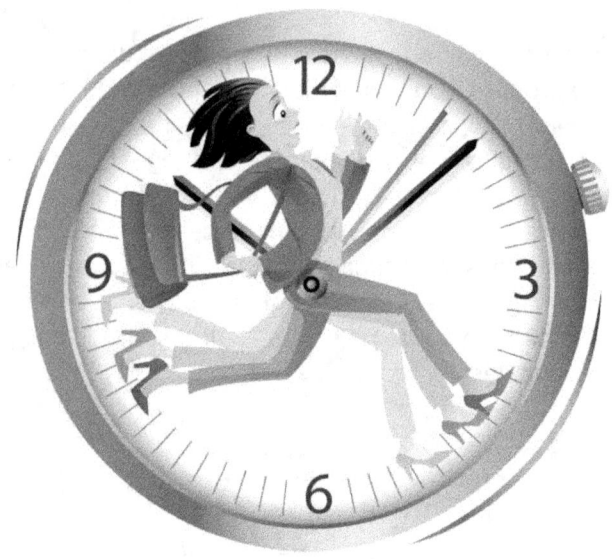

DONNER SON TEMPS... POUR QUELQUES MIETTES

Prenons maintenant ensemble le temps de calculer ce que vous « coûte » le salariat. Car si votre patron sait trop bien ce que vous lui coûtez, le salarié, lui, imagine rarement ce qu'il coûte à son patron, et encore moins ce que lui coûte le fait d'être salarié.

Imaginons que vous soyez salarié du privé en région parisienne, célibataire. Vous êtes un cadre moyen de 35 ans et gagnez 4000€ nets par mois pour une moyenne de 1930 heures de travail par an[29]. Vous bénéficiez d'une prime (13eme mois), avez droit aux RTT et tous les avantages de votre grosse boîte, mais cela n'est pas le sujet. 4000€, pour un salarié moyen de province, cela peut paraître beaucoup. Et c'est d'ailleurs beaucoup si l'on considère que vous faites partie des 8% les mieux payés en France et des 5% les plus privilégiés.

Votre revenu annuel net (hors impôt sur le revenu) s'élève donc à 52000€. Vous gagnez 26.94€ par heure travaillée. Si l'on considère que vous êtes célibataire, vous devrez vous acquitter d'environ 9000€ d'impôts sur le revenu par an avant déductions (intérêts d'emprunt, investissements etc.). Si vous êtes propriétaire, vous ajouterez à ça votre taxe d'habitation (que nous estimerons à 2000€) et votre impôt foncier (3500€).

---

[29] Source : enquêtes Emploi 2003-2004, Insee

Que vous reste-t-il pour vivre ? 52000-9000-2500-3500=37000€. Vous gagnez donc en réalité 19,17€ par heure de travail. Le reste du temps, vous ne gagnez rien. Lorsque vous ne vous rendez pas au travail, vous n'avez pas de rentrée d'argent. Mais pour vous rendre au travail, vous empruntez les transports. Ceux-ci ont un coût (qui va dépendre de votre mode de transport et que nous allons ignorer). En moyenne, un français met 23 minutes pour se rendre au travail. En île de France : 33 minutes[30]. Ce qui fait environ une heure par jour (pour ceux qui ne rentrent pas chez eux le midi). Vous ne gagnez donc plus 19.17€ par heure de travail, puisque vos trajets sont globalement du temps « perdu ». Sur une journée de 7,5 heures (forfait cadre), une heure de plus représente 13.33% de votre temps. Votre salaire horaire passe donc à 16.61€. Et encore, nous ne comptons pas les heures de pause éventuellement imposées qui vous immobilisent. En effet, admettons que vous soyez contraint à 2 heures de pause déjeuner imposées (du fait des horaires d'ouverture). Cela pourrait rogner de nouveau votre taux horaire à temps « consacré » pour votre activité professionnelle.

Tableau récapitulatif de notre simulation[31] :

VOTRE REMUNERATION	Annuelle	Mensuelle	Horaire
Ce que votre patron débourse[32]	104,000.00 €	8,666.67 €	53.89 €
Salaire brut	65,000.00 €	5,416.67 €	33.68 €
Salaire net (avec 13e mois)	52,000.00 €	4,333.33 €	26.94 €
Après impôts	37,000.00 €	3,083.33 €	19.17 €
Après transports (temps)	32,066.79 €	2,817.00 €	16.61 €

Simulation du ratio coût du travail contre rémunération

---

[30] Source : Randstat (2014).
[31] Aucun expert-comptable n'a été maltraité pour vérifier ces chiffres…
[32] Hors frais d'infrastructures, coûts de vos éventuelles formations etc.

Vous voyez ce qui cloche dans ce tableau ? Votre patron est prêt à débourser directement 53.89€ pour une heure de votre travail, mais il ne vous reste que 16,61 € en poche. Soit une perte sèche pour vous de 69,18%. Et encore, nous ne calculons pas le coût pour votre patron des locaux, taxes sur le chiffre d'affaire et ponctions diverses. Incluant toutes ses charges fixes ramenées au nombre de salarié, il débourse bien plus de 75€ par salarié[33] et par heure sur la base de ces chiffres. S'il ne vous a pas viré, c'est soit que vous êtes dans une organisation sans contrainte de rentabilité (organisme public), soit que vous valez en fait bien plus que la somme qu'il débourse pour vous assumer. Votre travail ne vaut donc pas 16.61€ de l'heure, mais au moins quatre fois plus ! Parenthèse macro-économique : imaginez un peu la valeur ajoutée qu'il faut produire en France pour rentabiliser le coût de la masse salariale d'un grand groupe ?

Je vous invite vivement à réaliser cette simulation chez vous avec vos propres chiffres. Vous pouvez par exemple partir de votre salaire net pour remplir la colonne annuelle. Vous multiplierez par 1,25 pour trouver votre salaire brut (environ 25% d'écart). Puis votre salaire brut par 1.65 (environ 65% de charges pour un cadre avec des avantages et retraite complémentaire).

Enfin, si ces chiffres sont une réalité, il est possible de les remettre en perspective avec les particularités d'une entreprise. Nous l'avons vu, c'est un système inefficace de nature (avec ses coûts de fonctionnement). Que vaudriez-vous alors si votre entreprise, à charges égales, valorisez de façon optimale

---

[33] A titre de comparaison, le coût moyen horaire pour la main d'œuvre ouvrière est de 37,3€ par salarié en France, selon une étude européenne sur les coûts de la main d'œuvre. Source : Eurostat (2014). Dans une grosse entreprise pour laquelle j'ai travaillé, avec une proportion de 80% de cadres, on estimait à plus de 120€ le coût horaire par salarié en incluant les coûts des locaux.

chaque heure de travail ? Je ne peux malheureusement pas faire ce calcul, en l'absence de chiffres. Ce serait trop complexe, et trop de suppositions. Mais il ne serait pas étonnant qu'il puisse dans certains secteurs y avoir encore un rapport de 3. Comprenez bien que prendre part à la machine salariale d'une entreprise, c'est accepter d'être payé bien en deçà de sa valeur. Et de perdre son temps. Du temps que vous ne mettez pas à profit pour vous-même.

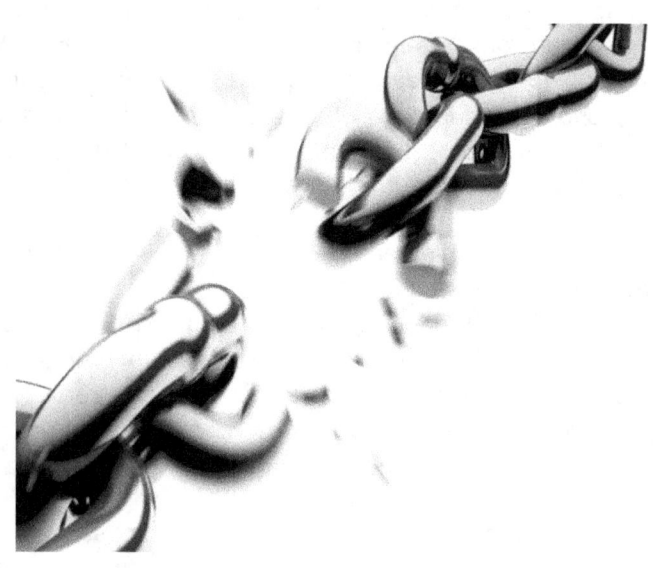

TROUVER LA FORCE POUR TROUVER SA VOIE

Chaque situation est unique, mais si vous pensez que la vôtre est désespérée, sachez qu'à cœur vaillant, rien n'est impossible.

Des solutions existent ; vous devez vous en convaincre. La quête de votre bonheur doit radicalement exclure le renoncement. Votre démarche passe par une reprogrammation de votre mode de pensée. Changer de vie nécessite de balayer vos peurs.

Nous vivons pour le dictat de la consommation. Comment faire autrement ? Vous ne le pouvez pas. Nos sociétés sont régies par l'argent, et l'accès à tout ce qui vous entoure se fait avec et par l'argent. Mais pensez-vous que se résigner à effectuer toute votre vie un travail insatisfaisant soit la seule façon de subvenir à vos besoins ?

VOS BESOINS

Quels sont vos besoins ? Payer vos factures et assurer votre avenir ?

Lister vos besoins réels vous permettra sans doute de déceler ceux qui n'en sont pas, et d'identifier lesquels vous enchaînent peut-être à un travail qui ne vous plaît pas.

Si vous souhaitez remettre en cause votre vie professionnelle, vous devriez pouvoir lister vos besoins minimums en listant vos dépenses fixes incompressibles.

Avant de quitter mon job de merde pour une autre vie, j'ai longtemps cru que je ne pourrais survivre avec moins que ce que je gagnais en étant salarié, soit 2900€ nets par moi. Je m'accrochais à cette manne, à ce trésor tombant chaque mois et me permettant, en plus de survivre, d'assouvir quelques besoins futiles. Je me trompais complètement. J'anticipais toujours les pires scénarios et repoussait l'échéance de devenir indépendant. J'avais tout faux. Car lorsque vous êtes indépendant, vous pouvez consacrer tout votre temps et toute votre énergie à gagner plus si vous le souhaitez.

Vous savez quoi ? Au bout de 3 mois, je gagnais plus de deux fois mon ancien salaire net en travaillant moins et dans de meilleures conditions. Cerise sur le gâteau, je n'effectuais que les travaux que j'avais choisis. Aujourd'hui, j'ai le luxe de pouvoir choisir mes clients, mes missions, de gagner plus tout en travaillant moins que lorsque j'étais salarié.

VOS MODÈLES

N'avez-vous pas en tête quelqu'un de libre et heureux dans votre entourage ? Vous savez, cette personne indépendante, un peu artiste, pour qui le stress semble un mot inventé pour qualifier une maladie qu'il n'attrapera jamais. Identifiez vos modèles et tentez de comprendre comment ils résolvent les problèmes que VOUS estimez infranchissables. Cela vous permettra de trouver l'inspiration pour vous étriquer des situations qui vous semblent pour l'heure inextricables.

Vos peurs sont les principaux obstacles à votre avancée dans la vie. Pour trouver des solutions, vous devez identifier vos modèles ; cela vous aidera à trouver qui vous voulez être.

VOS ASPIRATIONS

Si vous êtes qualifié et actuellement payé à réaliser le travail pour lequel vous avez une formation, que votre activité en elle-même vous plaît... pourquoi ne pas trouver un moyen d'exercer cette activité de façon indépendante ? Vous seriez mieux payé, pourrez varier les missions et gérer votre temps sans avoir de comptes à rendre.

Si au contraire vous êtes « sans qualification », pourquoi diable riez-vous vous encombrer d'un patron ?

Voulez-vous devenir peintre ? Développeur ? Ecrivain ? Souhaitez-vous simplement rendre service, être libre ? Des tas d'activités permettent de concilier une relative liberté, un travail plaisant et des revenus confortables.

Tenter de matérialiser vos aspirations vous aidera à identifier des voies épanouissantes et qui vous correspondent.

Souhaitez-vous :

- Effectuer un travail manuel

- Avoir du contact avec les gens

- Résoudre des problèmes complexes

- Confectionner, créer quelque chose

- Tout cela en même temps ?

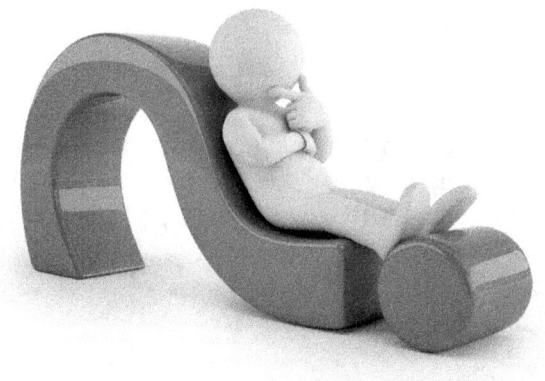

DÉCIDER, C'EST GAGNER !

Je ne regrette pas mes choix, bien au contraire. Lorsque je regarde ma vie d'avant et la souffrance que j'ai pu vivre au travail, je me dis que j'ai réellement sauvé ma peau. Et je suis aujourd'hui aussi fier de mon salut que de ma réussite. Lorsque je me suis lancé, j'étais plein d'incertitudes et de peurs. Je m'y suis contraint un peu par désespoir, pour sauver ma peau ; car poursuivre dans mon travail aurait eu raison de moi, j'en suis pratiquement certain.

Chaque minute au « travail » était une réelle souffrance. Je me sentais littéralement crever derrière mon bureau. J'avais très peu d'économies. Je me suis lancé en reprenant confiance en moi et sans autres armes que mon courage.

Aujourd'hui, je vends mes services à des grosses entreprises. Et j'ai le sentiment de valoir quelque chose ; ce dont il est facile de douter lorsque l'entreprise vous met en situation d'échec.

Lors de mes visites chez mes clients, je croise chaque jour des dizaines humanoïdes zombifiés, ayant renoncé à l'épanouissement, asservis par leur patron et écrasés sous le poids du gigantesque millefeuille de leur structure hiérarchique.

Pour avoir une vie professionnelle épanouie, vous devez sortir de la mêlée. Personne ne peut croire plus en vous que vous-même, alors ne vous privez pas de votre plus grande alliée : votre détermination. Ne doutez plus de votre valeur

Olivier Berneout

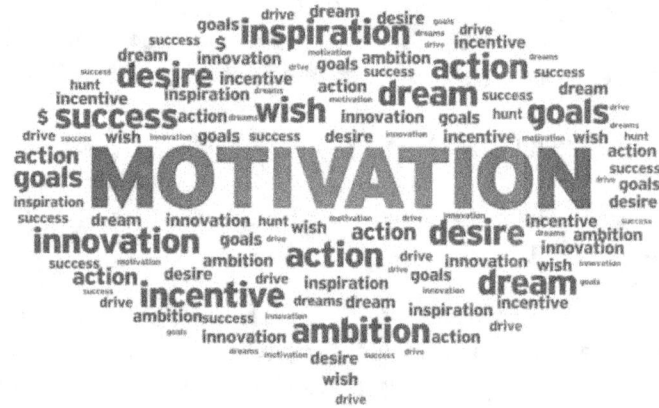

CONCLUSIONS

Si vous avez acheté ce livre, c'est que l'entreprise n'est pas ce à quoi vous aspirez. Les entreprises sont créées par ceux qui ont des rêves, et engendrent du travail inadapté pour ceux qui n'en ont pas ou n'ont pas la force de vivre les leurs.

Vous devez vivre votre vie, pour accomplir vos propres rêves ! Nous n'avons qu'une vie, qu'une chance d'être heureux sur cette terre. Si le salariat vous ronge, je vous exhorte à sortir de ce système, coûte que coûte. Croyez-moi ! Cela est possible ! J'ai réellement sauvé ma peau en quittant mon job. Il existe aujourd'hui des solutions pour quitter son emploi sans trop de risques (ruptures conventionnelles, requalifications, formations…). Il existe des solutions pour que vous puissiez avoir une ou plusieurs activités intéressantes et démarrer dans de bonnes conditions. Il existe des solutions pour subvenir à vos besoins dans l'avenir. Il existe des solutions pour gagner en liberté. Identifiez vos modèles, listez vos compétences et ce qui vous fait réellement vibrer. Et croyez en vous ! Je vous le garantie, votre détermination et votre confiance en l'avenir, dans cette société qui tend à devenir outrancièrement anxiogène, sont la véritable clé de votre succès.

J'espère que mon modeste témoignage et mes quelques idées pourront vous inspirer pour trouver vos propres solutions. Elles sont en vous, n'en doutez pas. La raison est parfois un frein. Votre salut nécessite peut-être de devenir déraisonnable ? Que risquez-vous ? Croyez-vous mourir de faim ? Cependant, dans une aventure aussi bouleversante que la quête du bonheur professionnel, je ne saurais trop vous recommander de vous entourer des gens qui vous aiment. Les conseilleurs ne sont pas les payeurs. N'écoutez que vos modèles et les gens qui vous veulent du bien. Mais n'oubliez jamais d'écouter votre cœur.

Je vous souhaite de trouver la voie du bonheur. Je vous souhaite également les plus belles réussites dans vos projets qui, je l'espère, mûrissent déjà en refermant ce livre.

Avec mon amitié sincère...

www.ingramcontent.com/pod-product-compliance
Lightning Source LLC
Chambersburg PA
CBHW071131280526
45787CB00003B/1243